Dr Fernand LIBERGE
[illegible]

Sur une forme particulière
DU
Spasme de la Glotte

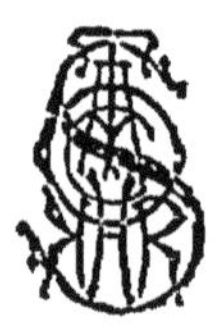

A. STORCK & Cie, Imprimeurs-Éditeurs, LYON
PARIS, 16, rue de Condé, près l'Odéon

1903

Dr Fernand LIBERGE
Médecin stagiaire au Val-de-Grâce

Sur une forme particulière du Spasme de la Glotte

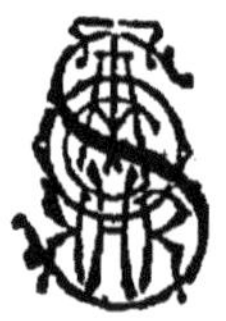

A. STORCK & Cie, Imprimeurs-Editeurs, LYON
PARIS, 16, rue de Condé, près l'Odéon

1903

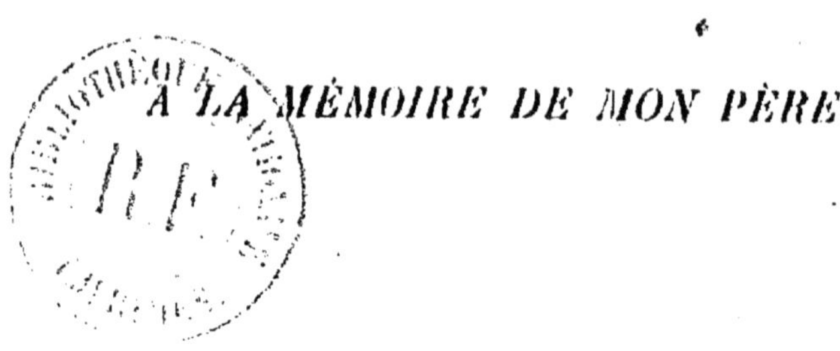

A LA MÉMOIRE DE MON PÈRE

A MA MÈRE

A qui je dois tout; qu'elle accepte ces quelques pages en témoignage de ma profonde reconnaissance et de mon inaltérable affection.

MEIS ET AMICIS

A MON PRÉSIDENT DE THÈSE

Monsieur le Professeur E. WEILL

Professeur à la Faculté de Médecine de Lyon
Médecin des hôpitaux

Au début de ce travail, nous sommes heureux d'adresser un témoignage public de profonde gratitude à tous ceux dont la bienveillance et l'affection nous ont été précieuses dans le cours de nos études.

Merci d'abord à nos maîtres des Facultés de Paris et de Lyon, merci des bons enseignements que nous avons reçus d'eux, merci surtout de l'intérêt qu'ils n'ont cessé de nous témoigner.

Pendant une année, trop courte, hélas ! nous avons suivi à la clinique des maladies des enfants les leçons de M. le professeur Weill. La bienveillance et l'amabilité qu'a toujours eues pour nous ce savant maître, l'attrait que nous avons trouvé dans son enseignement aux conceptions si larges, et sa merveilleuse puissance clinique, resteront, parmi nos meilleurs souvenirs. Après nous avoir inspiré le sujet de cette thèse, après nous en avoir fourni le plan, il nous fait aujourd'hui l'honneur d'en accepter la présidence. Nous sommes fier de placer ces quelques pages sous la haute autorité de son nom. Qu'il soit assuré de notre entier dévouement et de notre plus sincère reconnaissance.

Merci à tous ceux, amis ou camarades, qui, au milieu des heures parfois grises passées dans cette École, ont contribué à nous rendre plus agréable ce long séjour à Lyon. Merci surtout à celui, et il se reconnaîtra sans peine, qui est devenu pour nous le meilleur des amis. Une sympathie commune nous rapprocha, l'adversité nous réunit, l'avenir ne pourra que rendre plus étroite encore notre intimité.

Lyon, 25 novembre 1903.

F. L.

INTRODUCTION

Le spasme de la glotte est surtout une affection de l'enfance. Elle est en effet rare chez l'adulte et nombreux sont les étudiants qui ont achevé leur stage hospitalier sans en avoir vu un seul cas dans les services ordinaires des hôpitaux. Chez les enfants au contraire, elle est relativement fréquente et tous les médecins connaissent le *stridor* inspiratoire, qui effraie tant les mères.

Les auteurs distinguent habituellement deux variétés de spasme de la glotte. L'une, de beaucoup la plus fréquente, dite forme symptomatique, n'est qu'un phénomène accessoire, surajouté à une maladie de l'enfant.

On la trouve fréquemment par exemple, associée à la laryngite diphtéritique, à la coqueluche, à la laryngite striduleuse, parfois à la broncho-pneumonie, à l'adénopathie trachéo-bronchique, à l'éclampsie, etc. Nous laisserons de côté cette forme, dont la connaissance de l'étiologie est rendue facile par le diagnostic de la maladie causale, pour ne nous occuper que de la seconde. Celle-ci, beaucoup plus rare, est généralement inexpliquée ; d'où le nom de spasme de la glotte « essentiel » que lui donnent les auteurs. Cette forme que nous envisagerons dans ses points les plus intéressants, a jusqu'ici été considérée comme une maladie bien définie. Elle constitue une de ces nombreuses entités qui disparaissent peu à peu devant les progrès réalisés dans la recherche des causes et de la pathogénie des maladies. C'est ainsi que le spasme essentiel du larynx se réduit de plus en plus à la valeur d'un symptôme, traduisant simplement la répercussion laryngée d'une affection concomitante.

Dans ce travail après avoir montré comment, dans le cours des siècles passés, on expliqua ce spasme, nous en donnerons un rapide aperçu, résumant les notions indispensables sur les symptômes et la marche de l'affection. Puis nous examinerons parmi les principales conceptions émises, celles qui actuellement paraissent le plus en faveur.

Nous ne dirons que peu de chose des opinions de Kassovitz, et de West et Comby, qui furent l'objet de thèses antérieures de la part de Joly et de Fontan pour examiner de plus près celle d'Escherich. Ensuite en un chapitre spécial, nous essaierons de montrer la relation étroite qui existe dans la plupart des cas entre le spasme glottique et les végétations adénoïdes du pharynx nasal, relation qui n'a pas été assez remarquée, et que M. le professeur Weill a observée très fréquemment chez le nourrisson.

Définition. — Historique.

« Le spasme essentiel de la glotte est une affection spéciale des nourrissons, caractérisée par des accès intermittents de convulsions des muscles adducteurs des cordes vocales (1). »

Hippocrate (2) est le premier auteur qui nous ait laissé dans ses écrits quelques documents sur ce qu'il appelait l' « asthme des enfants ». Et il est probable que cette affection, qui, écrit-il, se présente dans les villes pendant l'hiver, n'était autre que le spasme de la glotte.

Lorsqu'on étudie, dans les ouvrages des anciens auteurs, les maladies pulmonaires et en particulier celles qui sont accompagnées de dyspnée, on est frappé de la grande confusion qui a régné dans leur diagnostic et dans leur classification, confusion qui a régné jusqu'au milieu du siècle dernier.

Jusqu'à Home, en effet, toutes les maladies aiguës des voies respiratoires, caractérisées chez les enfants par une forte oppression, et suivies d'une mort

(1) E. Weill : *Précis de médecine infantile*, 2e édit. (sous presse).

(2) Hippocrate : *Fœsii Francof*, 1621, p. 281.

rapide, étaient attribuées au catarrhe suffocant. Home en 1763 commença à mettre un peu de lumière dans ce chaos, en isolant les symptômes du croup, et en faisant connaître l'existence des fausses membranes.

C'est l'Anglais Millar le premier, qui, en 1769, dans un mémoire d'ailleurs fort embrouillé et d'une imprécision extrême, décrivit le spasme de la glotte, auquel il donna le nom de *asthma acutum et chronicum*. Puis, un demi-siècle après, l'affection fut étudiée, toujours en Angleterre, par une série d'auteurs célèbres, dont les principaux sont Hamilton (1813), Clarke (1815), Cheyne (1819).

Sur le continent, il semble que le spasme de la glotte dit « essentiel » ait passé inaperçu jusqu'en 1817, époque à laquelle, en Allemagne, Eberhard le décrivit, en l'appelant *singularis infantum apnæa periodica*.

La symptomatologie de l'affection était dès lors suffisamment connue. Restait à en déterminer la pathogénie et les causes, problème des plus complexes si l'on envisage la longue série des théories explicatives qui depuis cette époque se succédèrent jusqu'à nos jours; théories dont la majeure partie contiennent leur part de vérité.

En 1836, Ley (1) mit en avant cette idée que l'hypertrophie des ganglions du cou et du médiastin était l'origine de cette affection.

Puis Goodhart et Steffen reprirent l'idée de Ley, mais y apportèrent des modifications importantes.

(1) Ley : *An Essay on Laryngismus*, London, 1836.

Goodhart (1), le premier, fait intervenir la notion de rachitisme. Il considère le spasme laryngé comme ayant une origine centrale lorsque le rachitisme est très accentué. Lorsqu'il n'est que peu marqué, il serait dû à « l'irritation réflexe provenant de l'excitation des terminaisons du vague par les ganglions médiastinaux hypertrophiés » (2).

Steffen (3) admet la thèse soutenue par Goodhart, mais il la considère comme loin d'être universellement applicable, et il est évident qu'il ne l'adopte que faute de mieux. De plus, il pense que la nature paroxystique de l'affection provient des variations circulatoires qui accroissent ou diminuent la taille des ganglions, et font varier en conséquence leur pression sur les nerfs. Mais cette explication est en défaut pour expliquer certaines phases du spasme glottique, et de plus, elle est justiciable, de même que celle de Goodhardt en ce qui concerne l'explication réflexe, de l'objection fondamentale faite à la théorie de Ley.

Puis vient Marshall Hall (4) qui, reprenant sa fameuse théorie réflexe, l'applique au spasme de la glotte. Pour lui, le laryngospasme est toujours d'origine réflexe, que le point de départ en soit dentaire, gastrique ou intestinal. Le centre de ce réflexe est dans la moelle ; et les voies centripètes et centrifuges sont indiquées dans le tableau suivant que nous empruntons à Gay.

(1) Goodhart : *Diseases of Children*.

(2) Gay : Laryngismus, *Brain*, vol. XII, 1890.

(3) Steffen : *Ziemssen's Handbook*, vol. XII.

(4) Marshall Hall : *Diseases and derangements of the nervous system*, p. 71.

NERFS SENSITIFS (voies centripètes)	CENTRE	NERFS MOTEURS (voies centrifuges)
Trijumeau (dents)	Moelle	Récurrent.
Pneumogastrique (estomac).	—	Intercostaux.
Spinal (intestin).	—	Diaphragmatiques.

Gay (1) estime que cette théorie marque un progrès considérable sur les précédentes, et peut être acceptée comme une explication suffisante de beaucoup de paroxysmes.

En 1838, Kopp, en Allemagne, reprenant une très ancienne opinion qu'au XVIIIe siècle avaient timidement avancée Richa, Verdriès et P. Franck, prétendit que le spasme respiratoire n'était que le résultat de l'hypertrophie et de la dégénérescence du thymus et, en conséquence, le baptisa *asthme thymique*. Cette façon de voir recueillit rapidement un grand nombre de partisans qui donnèrent même à l'affection le nom d'*asthme de Kopp*. Mais les Anglais se refusèrent toujours à l'adopter, persévérant à tenir le spasme de la glotte pour une « convulsion partielle ».

En somme, en ce moment, il était impossible de savoir à quoi s'en tenir, et l'accord était trop difficile à faire entre une série d'observateurs qui confondaient sous le nom de spasme de la glotte les affections les plus différentes, « comme le laryngospasme essentiel, la laryngite striduleuse, les crises de dyspnée de l'adénopathie trachéo-bronchique » (Marfan) (2).

(1) GAY : *Loc. cit.*

(2) MARFAN : Laryngospasme essentiel, in *Traité des maladies des enfants*, GRANCHER, MARFAN et COMBY, etc., t. III,

A cette époque, les Français, qui jusque-là s'ét nt peu occupés de la question à cause de la rareté dans notre pays de l'affection qui nous occupe, viennent apporter un contingent de faits bien observés et éclaircir la discussion.

En 1835, Constant publie une remarquable observation dans le *Bulletin de thérapeutique*.

En 1838, Barrier, le premier, en présente l'histoire dans le *Dictionnaire de Médecine* (t. XVI, Paris, 1838).

En 1843, Rilliet et Barthez (1) publient plusieurs observations et un article où ils signalent la coexistence fréquente du spasme de la glotte et de la tétanie.

En 1845, Trousseau montre que l'affection n'est qu'une convulsion partielle, comme l'avaient bien vu les auteurs anglais. De plus, pour lui, cette convulsion ne siége pas uniquement dans le larynx (spasme de la glotte proprement dit), mais occupe, au contraire, tout l'appareil musculaire de la respiration. Aussi lui donne-t-il le nom de *convulsion partielle des muscles respiratoires*. En même temps, il établit que l'hypertrophie du thymus (Kopp) n'est pas rencontrée très souvent dans les cas de mort par spasme de la glotte, et aussi que, dans les cas où le thymus est hypertrophié, cette hypertrophie n'entraine pas nécessairement la coexistence du laryngospasme.

En 1847 paraît à Paris la remarquable thèse d'Hérard (2) qui produit une grosse impression. Il

(1) Rilliet et Barthez : *Traité des maladies des enfants*, 2e édit., t. III, p. 198.

(2) Hérard : Thèse de Paris, 1847.

démontre que l'hypertrophie du thymus (Kopp), l'adénopathie trachéo-bronchique (Ley) et la persistance du trou de Botal, invoquée également par quelques auteurs, ne sont pour rien dans la genèse du spasme glottique; et il se range à la doctrine de Trousseau, « insistant comme lui sur la participation de tous les muscles respiratoires à l'état convulsif » (Marfan). Ce que Bouchut résume en donnant un nouveau nom, celui de *phréno-glottisme* ou de *spasme phréno-glottique*.

Dès lors la nosographie de l'affection était bien établie; mais les causes et la nature échappaient encore : on se contenta de faire de cette affection une névrose, probablement une forme de l'éclampsie infantile.

En 1843, Elsæsser (1) avait posé la question des rapports avec le rachitisme, des névroses convulsives des nourrissons, jusque-là non résolue. Pour lui, en effet, l'éclampsie (et par suite le spasme de la glotte qui en est la conséquence à son avis) n'est qu'un phénomène secondaire, consécutif au rachitisme crânien, qu'il désigne sous le nom de « cranio-tabes », de « cranio-malacie », et il donne au laryngospasme le nom de *Tetanus apnoïcus infantum*. Ce rachitisme crânien agirait en diminuant la résistance des parois crâniennes, permettant par suite aux pressions extérieures de se transmettre à l'encéphale ; et le spasme de la glotte en particulier ne serait que la résultante tangible des provocations que le centre laryngé reçoit, dans ces conditions, à la surface de l'encéphale.

(1) Elsæsser : *Der weiche Hinterkopf*, 1843, p. 11.

Cette théorie est actuellement discréditée pour les mêmes raisons que celle de Kopp. De plus, ce centre laryngé n'est autre que la circonvolution de Broca et son voisinage ; or, le cranio-tabes n'atteint que rarement les os frontaux qui y correspondent. En outre, comment pourrait-il se faire que les autres centres moteurs et sensitifs corticaux, beaucoup plus rapprochés du siège de la lésion, ne soient touchés dans aucun cas ? (Fontan) (1).

En 1848, West, puis plus tard Reid lui donnent comme cause la plus directe des troubles digestifs.

En 1856, Salathé le considère comme une névrose essentielle amenant la convulsion tonique des muscles du larynx ; les convulsions générales qui accompagnent si souvent l'affection n'en seraient que la conséquence. « La cause prochaine du spasme de la glotte paraît donc dépendre d'une aberration du système nerveux, tandis que les symptômes convulsifs qui accompagnent cette maladie analogue à l'éclampsie, à l'épilepsie, à la contracture, etc., sont le résultat de l'action réflexe plus ou moins énergique des centres nerveux, qui se produit par un mécanisme dont la nature intime échappera toujours à nos moyens d'investigation (2). »

En 1857, Hood émit une théorie bizarre, dont il serait difficile actuellement de trouver un partisan. Pour lui le spasme de la glotte était dû à l'hypertro-

(1) Fontan : *Cranio-maladie et Laryngospasme*, thèse Toulouse, 1898-1899, n° 263.

(2) Salathé : Recherches sur le spasme de la glotte essentiel chez les enfants, *Arch. de médecine*, 1856, t. I, p. 296 et suiv., 696 et suiv.

phie du foie qui empêcherait la descente du diaphrame (1).

En 1885, Sturges émit cette idée que le laryngospasme serait forcément fatal si c'était une convulsion isolée des muscles du larynx, « mais ce qui sauve le malade, dit-il, c'est un spasme correspondant de la part du diaphragme ; un soudain agrandissement de la cavité thoracique est ainsi produit par la contraction de ce dernier. Et en même temps l'air entre, gonflant les poumons. Cette irruption de l'air est assez puissante pour vaincre la résistance des cordes vocales, ce qui produit l'*inspiratory stridor* » (2).

Puis vint Hughling-Jackson qui fut l'auteur de deux théories. Dans la première (3) le spasme glottique est considéré comme une convulsion partielle, partielle « à cause de la coordination imparfaite des différentes parties du système nerveux ». Dans la seconde (4) il répudie la première, soutenant la thèse suivante : « Le stimulant naturel du centre respiratoire est le sang veineux ; si pour une raison quelconque il y a augmentation de la quantité de ce sang veineux (comme cela peut résulter des rétrécissements rachitiques de la poitrine), le mouvement respiratoire rythmique ordinaire sera remplacé par un spasme respiratoire, qui est le laryngospasme. » (Gay) (5).

(1) Hood : *On scarlet fever and crowing inspiration*, 1857.
(2) Sturges : *Medic. Times and Gazette*, 1885.
(3) Hughling Jackson : *Reynold's system of medecine*, vol. II, p. 220.
(4) Hughling Jackson : *Brain*, 1886.
(5) Gay : Laryngismus, *Brain*, vol. XII, 1890.

Il semble donc que c'est au rachitisme qu'Hughling Jackson rapporte, en partie au moins, le spasme de la glotte.

Gay (*loc. cit.*) présente à cette théorie les objections suivantes :

1° Les sujets affectés de laryngospasme n'ont pas nécessairement la poitrine rétrécie par le rachitisme.

2° Il est fréquent de ne voir aucune coexistence du laryngospasme dans les cas extrêmes de rétrécissement rachitique de la poitrine.

3° Même quand ce rétrécissement est extrême, on ne voit que rarement des signes extérieurs de l'augmentation de la quantité du sang veineux, sauf dans le cas de bronchite ou de pneumonie concomitante.

4° Les enfants rachitiques sont sujets aux atteintes bronchiques et pulmonaires de toute espèce, dans lesquelles on constate de la congestion veineuse nette, mais cependant pas au laryngospasme ;

5° Quoiqu'il puisse n'y avoir aucune apparence d'augmentation de la quantité du sang veineux dans les instants qui précèdent une attaque, cette augmentation devient évidente à mesure que le paroxysme progresse à tel point que le visage du malade devient littéralement noir.

Cette théorie, par conséquent, admet l'existence d'un cercle vicieux, la *supervenosis* commence le paroxysme, et le paroxysme augmente l'état congestif de telle sorte que le spasme de la glotte consisterait en un seul spasme respiratoire, formidable et nécessairement fatal.

Puis Laeschner essaya de démontrer que le spasme glottique dépend d'un état hyperémique du cerveau. On trouve en effet cet état après la mort ; mais, dit Gay, « la maladie elle-même est si nettement de nature fonctionnelle, qu'il n'y a aucune nécessité de discuter ces vues ».

En 1887, Comby (1) reconnaît au spasme de la glotte une origine infectieuse. Le point de départ de cette infection n'est autre qu'un trouble de la fonction digestive, dont la cause première sera trouvée le plus souvent dans une dilatation de l'estomac.

En 1893, Kassowitz (2) cherche à démontrer que le spasme glottique et la tétanie sont une seule et même affection placée sous la dépendance immédiate du rachitisme, et plus particulièrement du rachitisme cranien (Comp. avec la thèse d'Elsaesser 1843).

Enfin de nos jours Escherich, de Gratz, reprenant une théorie émise un demi-siècle avant lui par Trousseau, admet que dans un grand nombre de cas, sinon toujours, la forme aiguë du spasme glottique est une des manifestations de la tétanie, affirmée ou latente, affectant les muscles respirateurs. Escherich semble ainsi confirmer l'exactitude et la portée des remarques faites dans notre pays par Rilliet et Barthez, puis par Hérard. Il a même donné au spasme glottique le nom de *laryngospasme* sous lequel, dans le cours des lignes précédentes, nous avons plusieurs fois, par anticipation, désigné l'affection qui nous occupe.

(1) Comby : *Soc. médicale hôp. de Paris*, 1887.

(2) Kassowitz : Ueber Stimmritzenkrampf und Tetanie im Kindesalter, *Wiener med. Wochenschrift*, 1893, n° 13. vi. f. f.

Bien qu'Escherich ait trouvé pour sa théorie de nombreux défenseurs, dont le principal est son élève M. J. Loos, il a rencontré également beaucoup d'adversaires, qui ont démontré que sa théorie, si parfois elle est juste, est du moins fausse dans bien des cas.

Nous aurons l'occasion dans le cours de ce travail de revenir sur les plus importantes de ces théories, et nous tenterons de nous rendre compte de leur valeur explicative en ce qui concerne la genèse du spasme de la glotte.

Symptômes.

Les crises de spasme de la glotte éclatent en général brusquement, et ce début subit est si remarquable qu'il a été signalé par presque tous les auteurs. Elles éclatent à n'importe quel moment du jour ou de la nuit, que l'enfant dorme ou soit à l'état de veille. Quelquefois elles ont paru être provoquées par les sentiments de colère, de frayeur, par un réveil subit, par une soudaine exposition au froid. Mais le plus souvent, elles n'ont été précédées d'aucun phénomène avant-coureur, d'aucun signe d'une affection quelconque des voies respiratoires. Quelquefois cependant on note certains actes qui précèdent habituellement la crise chez un petit malade : cri, râles spéciaux, etc., variables d'ailleurs d'un malade à l'autre.

Tout d'un coup, les mouvements respiratoires s'arrêtent net, la poitrine se raidit, généralement en inspiration. Une angoisse extrême s'empare du petit malade. Son visage commence par pâlir, son cou se tend, sa bouche est largement ouverte, ses yeux se convulsent et regardent fixement le ciel. Après quelques secondes, cette période d'apnée se termine. Si elle a duré un tertain temps, on voit apparaître les signes de l'asphyxie. La face se cyanose, elle devient violette, « noire » disent les Anglais, les veines du cou deviennent saillantes, les yeux proéminent en avant. Comme conséquence de l'arrêt du sang veineux, les extrémités se refroidissent, le pouls devient petit, filiforme, parfois presque imperceptible, les battements du cœur, irréguliers, tumultueux, traduisent l'affolement dont il est l'objet. Une sueur froide couvre la peau des membres et du tronc ; et enfin, parfois on voit se produire des mictions et des défécations involontaires.

Cette phase d'apnée ne dure que quelques secondes, il est rare qu'elle atteigne une demi-minute (Rilliet et Barthez). A sa suite se produit une inspiration saccadée, sifflante, stridente, à cause des vibrations des cordes vocales encore convulsées, empêchant l'entrée libre de l'air, et il en résulte un son inspiratoire rauque, assez difficile à définir, qui tient le milieu entre le hoquet simple et la reprise caractéristique de la coqueluche. Puis ces inspirations deviennent profondes et longues, l'expiration qui leur succède présente les mêmes caractères. La détente générale survient et tout rentre dans l'ordre, l'attitude du petit malade redevient aussi naturelle qu'elle était avant la crise.

L'accès ne présente pas toujours les mêmes caractères, mais au contraire, offre souvent des variations. A un premier degré d'intensité, la période d'apnée manque, tout se borne à une série d'inspirations et d'expirations stridentes. Il n'y a que peu ou point de signes d'asphyxie, et la souffrance qu'endure l'enfant ne se traduit que par ses gestes désordonnés et le jeu de sa physionomie, exprimant l'angoisse. A un degré de plus, se produit la phase d'apnée et le tableau précédent se trouve réalisé. A un degré plus avancé encore, l'apnée se prolonge et peut se terminer par la mort, ainsi que le fait se produisit pour un enfant dont Trousseau (1) cite l'exemple et qui mourut sous ses yeux impuissants.

Telle est la description d'un accès de spasme de la glotte pur, description que nous avons empruntée en grande partie à M. le professeur Weill. Fréquemment à ces symptômes particuliers se joignent d'autres symptômes propres aux affections auxquelles le spasme glottique est souvent associé, et particulièrement des symptômes d'éclampsie et de tétanie. L'éclampsie est caractérisée par la succession des deux périodes tonique et clonique, les secousses musculaires, les oscillations rythmiques des membres ou des segments de membres, par le sommeil qui suit l'attaque, la dilatation de la pupille pendant l'accès, etc. Il est rare que les convulsions se montrent au début de l'accès de laryngospasme ; beaucoup plus fréquemment, au contraire, elles apparaissent à la fin, et leur présence complique l'accès d'une façon fâcheuse. La tétanie se remarque à ses signes caractéristiques, attitudes spéciales des mains (main d'accoucheur, par exemple), à la flexion

(1) TROUSSEAU : *Clin. méd. de l'Hôtel-Dieu de Paris*, 7e édit., t. II, p. 189.

des orteils, et enfin à la présence, facile à constater en dehors des accès, des signes de Trousseau (1) et de Weiss (2), et aussi aux modifications des réactions électriques qui accompagnent généralement cette affection (3). Les auteurs anglais et surtout allemands, qui vivent dans des pays où la tétanie est fréquente, estiment même que le spasme de la glotte n'est, le plus souvent, qu'une localisation laryngée de cette névrose (Escherich), appréciation sur laquelle nous aurons à revenir.

Nous avons vu que pendant l'accès, à la période d'apnée, l'enfant présentait tous les signes de l'asphyxie brusque; cette asphyxie est d'origine mécanique et dépend de l'arrêt de la circulation pulmonaire, qui est le résultat de l'obstruction de la glotte

(1) Le signe de Trousseau consiste dans la provocation de la contraction par un lien circulaire disposé autour du bras ou de l'avant-bras. Ce lien agirait suivant les uns par ischémie artérielle, suivant d'autres par compression nerveuse.

(2) Le signe de Weiss, ou encore de Chvosteck, consiste à percuter légèrement les branches du facial, particulièrement à l'angle externe de l'orbite, à l'endroit où apparaissent les rides connues sous le nom de patte-d'oie. La percussion, soit faite avec le doigt, soit faite avec un marteau, est suivie d'une contraction, brusque comme l'éclair, de l'orbiculaire palpébral correspondant.

(3) Ces réactions électriques ont été étudiées par Benedikt, Erb, Franck Hochwart. Elles sont caractérisés (Oddo : La tétanie chez l'enfant, *Revue de médecine*, 1896, XVI) par une hyperexcitabilité constante pour l'électricité galvanique, moins fréquente pour l'électricité faradique. Le nerf cubital est celui dont les réactions sont le plus intenses; ces réactions sont caractérisées de la façon suivante (Erb) :

1° Pour les courants faibles, c'est la production d'une contraction au moment de la fermeture ;

2° Pour les courants moyens et forts, l'apparition de la contracture tétanique à la fermeture.

d'une part, et du spasme des muscles respiratoires de l'autre. Cet arrêt de la circulation pulmonaire se traduit à l'autopsie par la dilatation du cœur droit, la cyanose de la face et des extrémités, la turgescence du système veineux, et enfin l'hyperémie des méninges et des centres nerveux, faits faciles à vérifier. En opposition avec cet état d'hyperréplétion du système veineux, on peut remarquer la diminution de la pression artérielle, traduite par la petitesse du pouls et le refroidissement des extrémités.

Marche.

Les accès de spasme glottique, avons-nous vu dans les lignes précédentes, ne durent généralement que quelques secondes ; et nous avons vu que leur terminaison est bien moins nettement tranchée que leur début, cette fin consistant en effet en une reprise graduelle des mouvements respiratoires, avec, par intervalles de plus en plus rares, des reprises, graduellement décroissantes en intensité, du spasme lui-même.

Il est extrêmement rare qu'un accès de spasme de la glotte soit isolé. Cela arrive cependant parfois, et d'après Marfan, ce serait fréquemment la cause réelle de la mort subite chez les nourrissons. Quelquefois, et ce cas est aussi fort rare, il se produit un accès isolé, qui se reproduit au bout d'un temps plus ou moins long, alors que tout le monde a oublié le premier. D'autres fois, et cette forme est rare également, il se présente dans la même journée une série d'accès, qui cessent bientôt pour ne plus reparaître de longtemps. Le plus souvent, le retour des accès est tel qu'il constitue une véritable maladie où l'on peut distinguer trois périodes successives : la période de début, ou d'augment, la période d'état, où la mort a parfois été signalée et la période de déclin. Cette série d'accès dure ainsi plusieurs semaines ; à la période d'augment les accès vont en se rapprochant de plus en plus, puis leur fréquence reste stationnaire (période d'état), et enfin, si la terminaison doit être heureuse, ils vont en s'espaçant de plus en plus les uns des autres (période de déclin).

Pendant la période d'état, où les accès sont à la fois plus nombreux et plus intenses, on peut en constater un nombre véritablement énorme dans la même journée, 25 dit Hérard, et 50 selon Hochmann.

Il est facile de concevoir que, dans ces conditions, l'alimentation soit impossible, toute tentative ayant pour résultat immédiat de ramener l'accès. Il en résulte que l'enfant maigrit et dépérit promptement, jusqu'à tomber parfois dans un véritable marasme.

La terminaison la plus fréquente est la guérison. Si l'enfant, ainsi qu'il arrive dans la majorité des cas, doit survivre, cette guérison survient au bout de plusieurs semaines. Quelquefois elle nécessite des mois. Les accès ont fini par diminuer d'intensité et de nombre jusqu'à disparaître tout à fait.

Quand la terminaison doit être fatale, la mort peut se produire de différentes manières. Quelquefois elle est brusque, et se produit par syncope, ce qui se peut expliquer par l'ébranlement considérable subi par le système nerveux, ou encore par une convulsion affectant l'organe central de la respiration de façon à en arrêter le fonctionnement (Trousseau) (1). D'autres fois, elle est rapide, et est amenée par un accès

(1) TROUSSEAU : *Loc. cit.*

éclamptique intense, et l'asphyxie qui en résulte. Dans ce cas l'enfant meurt au milieu d'un accès de suffocation ; il meurt comme étranglé, ou comme si on lui eût violemment et brusquement serré la poitrine dans un cercle de fer (Trousseau). Et c'est là ce qui se produit lorsque la période d'apnée dépasse une minute et demie ou deux minutes. D'autres fois le spasme peut céder et disparaître, mais l'enfant n'en meurt pas moins, asphyxié par l'obturation de l'orifice supérieur du larynx, produite par la base de sa langue, qui, violemment aspirée, s'est portée en arrière, et maintient, aussi étroitement que le faisait le spasme, l'occlusion des voies respiratoires (Hénoch). Dans d'autres cas, si l'accès se produit au moment où l'enfant s'alimente, des parcelles alimentaires peuvent pénétrer dans les voies respiratoires et créer ainsi une broncho-pneumonie (1). De plus, pendant que la maladie suit son cours, une infection aiguë, rougeole par exemple, peut survenir, amenant ainsi la terminaison fatale. A propos de ces maladies surajoutées, il faut signaler que fréquemment leur apparition fait disparaître le spasme de la glotte. Enfin, en dernier lieu, la mort peut survenir lentement et par inanition. En effet, par suite de la répétition des accès, et par ce fait que ces accès sont souvent provoqués par le passage des bols alimentaires, il est impossible de nourrir l'enfant, et les troubles digestifs concomitants, les congestions méningo-cérébrales dues à la suffocation, peuvent contribuer à amener un véritable marasme (Weill).

(1) Weill : *Précis de méd. inf.*, 2e éd. (sous presse).

Étiologie et Pathogénie.

L'étude des causes du spasme glottique comprend deux parties, l'une envisageant les causes prédisposantes, l'autre les causes déterminantes.

I. — Causes prédisposantes

Le laryngospasme est une affection de la première enfance ; le jeune âge semble donc y prédisposer d'une façon toute spéciale.

D'ailleurs tous les auteurs signalent la tendance particulière de l'enfant à prendre du spasme de la glotte, tendance d'autant plus marquée qu'il est plus jeune. Marfan fixe à deux ans la limite supérieure de l'âge auquel le sujet peut être atteint et il estime que le maximum de fréquence a lieu entre quatre et dix mois. Cependant M. le professeur Weill, qui, sur 5.000 malades observés, en a trouvé 11 cas, ne l'a jamais vu survenir après un an ; et sur les 11 petits malades, 4 avaient moins d'un mois.

Le sexe paraît avoir une certaine influence. Selon la plupart des auteurs, et avec eux se trouve Marfan, les garçons y seraient plus prédisposés que les filles, dans la proportion de 4 contre 3 environ.

L'influence saisonnière est absolument manifeste. Elle a été remarquée par Hippocrate (« l'affection se présente pendant l'hiver dans les villes, dont la situation confinée les prédispose, à cause de l'influence évaporante du soleil et des vents »), puis par Gay qui, en trois ans, en a observé 58 cas de janvier à juin et 5 seulement de juin à décembre. Enfin Escherich, sur 412 cas, en a noté 362 de novembre à avril. R. Fischl a même établi un diagramme dont la courbe présente son maximum vers le milieu du mois de mars. Gay (1) explique ce fait de la façon suivante : Le mauvais temps, dit-il, force à garder les enfants dans des chambres, parfois dans une seule, pendant lougtemps, ce qui amène un état d'éréthisme nerveux, se traduisant sous la forme de diathèse spasmodique.

Le climat a également une grosse influence. L'affection est incomparablement plus fréquente dans les pays froids et brumeux, comme l'Allemagne et l'Angleterre, qu'en France ou dans les pays latins. C'est ainsi qu'à Marseille, Oddo n'en a observé que quelques cas, que M. le professeur Weill, à Lyon, n'en a vu que onze, tandis qu'Escherich, Loos, Fischl, Kassowitz, Gay, etc., les comptent par centaines. En France, Marfan le considère même comme exceptionnel.

L'étude des antécédents des petits malades n'apporte que peu de documents. Assez fréquemment

(1) Gay : Laryngismus, *Brain*, vol. XII, 1890.

toutefois on y trouve des tares nerveuses. Cependant jusqu'ici l'influence de ces antécédents névropathiques, bien qu'admise par nombre d'auteurs, n'a guère été précisée.

II. — Causes déterminantes

Nous avons vu dans l'exposé historique des opinions admises par les auteurs sur les causes du spasme de la glotte, que les avis avaient été fort différents, et nous avons même, à ce moment, noté les principales objections qui leur avaient été faites. Un certain nombre de ces opinions cependant, celles que nous considérons comme emportant avec elles la plus grosse part de vérité, méritent de nous retenir, car elles reposent sur des faits bien observés, et sont étayées par des arguments solides.

A. *Rachitisme.* — C'est ainsi que les auteurs allemands, qui, nous l'avons indiqué dans les pages précédentes, ont l'occasion de voir de nombreux cas de spasme de la glotte, l'attribuent d'une manière à peu près constante au rachitisme. Kassowitz est actuellement le défenseur de cette théorie, dont il n'a d'ailleurs pas la paternité, mais qu'il a empruntée à Elsæsser (1843), en y apportant, il est vrai, de grosses modifications.

Pour Kassowitz (1) le laryngospasme et la tétanie ne constituent qu'une seule et même affection. Cet

(1) Kassowitz : Ueber Stimmritzenkrampf und Tetanie im Kindesalter, *Wiener medic. Wochenschrift*, 1893, n° 13, vi .f. f.

état morbide serait caractérisé par une série de troubles nerveux dont la cause première est l'hypéréxcitabilité des centres, et principalement des centres sécrétoires et psycho-moteurs. Cette hypéréxcitabilité des centres nerveux n'aurait d'autre origine que le rachitisme, et plus particulièrement le rachitisme cranien (ou cranio-tabes d'Elsæsser), qui produirait une hyperémie des centres nerveux supérieurs et des méninges sous-jacentes. Le résultat de cette hyperémie serait l'hyperexcitabilité en question.

Il en trouve la preuve dans sa statistique personnelle. Sur 100 cas de spasme glottique, il a trouvé 64 fois des signes formels de rachitisme. Il est vrai, avoue-t-il, que nombreux sont les cas où il n'a pu en trouver aucun symptôme, même léger. A son appui viennent d'autres statistiques, les principales sont celles de Gee, qui sur 50 enfants atteints de spasme glottique, a trouvé 48 rachitiques, de Hénoch avec 45 rachitiques sur 61 cas, de Loos avec 16 sur 24.

La thérapeutique phosphorée, dit encore Kassowitz, spécifique du rachitisme, a généralement un prompt succès dans le laryngospasme et dans la tétanie — mais il avoue lui-même avoir éprouvé de nombreux échecs. De plus, et nous empruntons cette objection à R. Fischl (1), le phosphore ne doit nullement être considéré comme un spécifique du rachitisme, et ce serait une erreur de considérer comme rachitique tel cas parce qu'il a été guéri par le phosphore, tandis

(1) R. Fischl : Tetanie, Laryngospasmus und ihre Beziehungen zur Rachitis, *Deutsche medic. Wochenschr. ft*, 1897.

que la nature rachitique serait refusée à tout cas qui n'aurait pas été amélioré par l'administration de ce corps. Et enfin, si Kassowitz a été souvent heureux en employant le phosphore, Cassel (1) nous avoue n'avoir obtenu aucune guérison par son emploi.

Un argument plus décisif encore contre l'origine rachitique formelle du spasme glottique est le suivant : Nous avons établi précédemment (voy. plus haut) que le laryngospasme était une affection des tout petits enfants, qui se produisait fréquemment dans les premiers jours de la vie. Or à cette période, il ne peut être question de rachitisme (2), même de rachitisme crânien, la plus précoce des manifestations rachitiques chez les nourrissons.

Assurément il est indéniable que certains cas de spasme de la glotte sont étroitement liés au rachitisme ; mais il en existe d'autres cas, et ils sont nombreux, « où le spasme glottique et la tétanie n'ont rien à voir avec le rachitisme » (Kassowitz).

B. *Troubles digestifs.* — L'influence de troubles digestifs dans la pathogénie du laryngospasme est admise communément. Trousseau, West et Reid, les premiers, l'avaient indiquée. « Si vous voulez trouver la raison des convulsions, disait Trousseau, il faut la chercher entre la bouche et l'anus. » Et cette raison principale, Comby (3) la trouve dans la dilatation de l'estomac, amenant un état infectieux

(1) CASSEL : *Soc. de méd. int. de Berlin*, 16 mars 1896.

(2) WEILL : *Loc. cit.*

(3) COMBY : *Soc. méd. des hôp. de Paris*, 1887.

et par suite toxique, dont le laryngospasme est une des résultantes. Après lui Fontan (1) résume la question de la façon suivante : « Dans la production des accidents plus ou moins graves qui accompagnent les désordres spasmodiques, deux facteurs semblent intervenir : 1° l'hyperexcitabilité nerveuse générale ; 2° l'intoxication.

Rehn (2) apporte à l'appui de cette opinion cinq observations qui paraissent fort concluantes. Il a soigné cinq enfants dont l'âge variait entre trois et neuf mois, élevés au biberon, qui présentaient du spasme de la glotte.

Chez tous les accidents laryngés disparurent d'une manière complète et définitive dès qu'on les nourrit exclusivement au sein. Voici un exemple des plus caractéristique que nous lui empruntons : un enfant de trois mois, nourri au lait de vache depuis sa naissance présente de légers accès de laryngospasme. Ceux-ci deviennent graves à quatre mois et s'accompagnent d'éclampsie. L'enfant est mis au sein. Tous les accidents disparaissent. A cinq mois, reprise du lait de vache, à six mois, retour de crises fréquentes. A six mois et demi on redonne le sein, les crises disparaissent définitivement (Weill). Rehn en conclut que dans ces conditions, le spasme glottique ne peut guère être dû qu'à un empoisonnement par les toxines formées dans le tube digestif du nourrisson du fait

(1) Fontan : *Cranio-malacie et Laryngospasme*, thèse Toulouse 1898-1899.

(2) Rehn : Die Theorie über die Entstehung des Stimmritzenkrampf im Lichte des Heileffeites, *Berl. klin. Woch.*, 17 août 1896.

de son alimentation vicieuse, et la meilleure preuve en est qu'il disparait quand on rend à l'enfant son alimentation naturelle, c'est-à-dire le lait humain.

C. *Tétanie*. — Escherich, de Gratz, et son élève M. J. Loos attribuent une autre origine au spasme de la glotte. Pour eux, dans un grand nombre de cas, la forme aiguë, idiopathique de cette affection n'est qu'une tétanie des muscles respirateurs, et surtout une localisation laryngée de la tétanie. On ne comprendrait pas pourquoi dit-il, contrairement à tous les autres muscles les muscles inspirateurs jouiraient d'une sorte d'immunité envers les contractures tétaniques.

Pendant la durée d'un laryngospasme, il est fréquent de voir « avant ou pendant l'accès, apparaître des contractures des pieds et des mains qui ressemblent aux contractures tétaniques comme deux gouttes d'eau ». Et il ajoute que personne ne contesterait aujourd'hui que le spasme glottique n'est qu'une névrose convulsive (Hérard).

Dans ces conditions, ne semble-t-il pas logique d'admettre que les contractures des muscles des membres, de même que celles des muscles du larynx, sont dues à un même état convulsif, placé sous la dépendance de modifications du système nerveux, particulières à la tétanie?

Pour Escherich, le laryngospasme en question est donc loin d'être une maladie autonome, mais « plutôt un complexus symptomatique ». C'est simplement tantôt un symptôme passager, et qui semble autonome, tantôt un épiphénomène, dont la base est une tétanie manifeste ou latente, tantôt une simple complication de diverses maladies nerveuses ou pulmonaires. En ce qui concerne ce dernier groupe, il est inutile de discuter la nature du spasme glottique, elle est trop évidemment liée à la maladie causale. Et ce sont les cas les plus nombreux. Si nous les laissons de côté pour ne considérer que les autres, il y en aura bien peu dans lesquels « malgré les recherches attentives faites tous les jours, on aurait constaté, pendant toute la durée de la maladie, l'absence de signes indiquant une exagération de l'excitabilité nerveuse et plus particulièrement l'absence du phénomène de Trousseau, pathognomonique de la tétanie. Mais même dans ces cas on a souvent trouvé le phénomène du facial, et une exagération de l'excitabilité électrique, c'est-à-dire les signes d'un état tétanoïde ».

Comme preuves, Escherich, outre ses travaux personnels cite un certain nombre de statistiques. Ainsi sur 50 enfants atteints de laryngospasme, Gay aurait trouvé 47 fois le signe de Weiss. Sur 52, Kalischer (Berlin) trouve 14 fois le signe de Trousseau, 28 fois celui de Weiss. Kassowitz (Vienne) ne trouve ni l'un ni l'autre dans 44 cas sur 108.

En ce qui concerne la tétanie, sur 170 cas Kassowitz trouve 108 fois le laryngospasme. Sur 6 cas Hauser le trouve 6 fois. Mais Cassel, sur 60 cas ne le trouve que 2 fois. Par contre, Ganghofner (Prague) trouve 35 cas de spasme sur 46 cas de tétanie.

La statistique personnelle d'Escherich porte sur 73 cas de tétanie, qui se divisent de la façon suivante (1).

I. — Forme permanente de tétanie.	4	cas
II. — Forme intermittente de tétanie :		
Spasme carpopédal seul. . . .	4	—
État tétanoïde.	2	—
Tétanie latente.	1	—
Laryngospasme avec contractures musculaires.	15	—
Laryngospasme seul	24	—
Laryngospasme avec éclampsie	9	—
Laryngospasme avec éclampsie et contractures musculaires .	13	—
Éclampsie seule	1	—
	73	—

« Le plus grand nombre de cas de cette statistique, ajoute-t-il, appartient donc à cette forme où le laryngospasme est la seule manifestation apparente de la tétanie », aveu que nous retiendrons.

Telle est, exposée dans ses grandes lignes, la thèse de l'éminent professeur de Gratz qui entraîne à sa suite les convictions de l'école allemande contemporaine. Mais cette conception, si claire et si précise soit-elle, n'a pu convaincre tous les observateurs et nombreuses se sont élevées les objections, dans le pays même de l'auteur comme à l'étranger. Tour à tour, dans différents pays, se sont fait entendre des voix puissantes, comme celles de R. Fischl, Kassowitz,

(1) ESCHERICH : Art. Tétanie, in *Traité des mal. de l'enfance* (GRANCHER, MARFAN, etc.), t. IV, p. 758 et suiv.

Oddo, Romme, et de bien d'autres qui protestent contre cette laconique phrase de Loos (1), le disciple d'Escherich : « Pas de laryngospasme sans symptômes de tétanie. »

D'après les statistiques d'Escherich, si 15 p. 100 des cas offrent des symptômes certains de tétanie manifeste, 45 p. 100 sont exempts du moindre symptôme de tétanie. Assurément, avec lui, il nous faut admettre qu'un certain nombre des cas de laryngospasme rentrent dans la tétanie, mais il nous semble exagéré d'y faire rentrer ces 45 cas p. 100. En tous cas, l'existence d'un si grand nombre de cas qu'il ne peut expliquer que de cette façon, explication qui nous paraîtra peu satisfaisante, doit nous rendre circonspect à l'égard de sa théorie. Et si c'est au nom de la statistique qu'il parle, chiffres en main, nous estimons, au nom de ces mêmes chiffres, que la statistique est loin de lui donner raison.

Et même, Baginski (2) va plus loin ; fixant son opinion sur les chiffres et considérant qu'il y a des cas de tétanie vraie sans spasme glottique et vice versa, il refuse toute parenté entre les deux affections. Il en fait deux maladies absolument indépendantes qui peuvent coexister, mais n'ont ensemble aucun lien.

De plus, toutes les statistiques ne sont pas aussi favorables à la thèse d'Escherich, témoin celle de Kassowitz (44 cas où il ne trouve ni signe de Weiss, ni

(1) J. Loos : *Die Tetanie der Kinder und ihre Beziehungen zum Laryngospasmus*, Leipsig, 1892.

(2) Baginski : Ueber Tetanie bei Sauglingen, *Arch. für Kinderheilkunde*, Bd VII, 1866.

signe de Trousseau) et surtout celle de Cassel (2 cas de laryngospasme seulement sur 60 de tétanie).

En outre, s'il est nécessaire d'admettre une forme atténuée de la tétanie, forme qu'Escherich désigne sous le nom de tétanie latente, reconnaissable, soit par le signe de Trousseau, soit par le signe de Chvosteck et les modifications de l'excitabilité électrique, pourquoi en admettre une forme intermédiaire de plus, moins caractérisée encore que la tétanie latente et qu'il appelle état tétanoïde ?

Enfin, devant Escherich réclamant le laryngospasme comme dépendant de la tétanie, se dresse Kassowitz, affirmant la parenté de l'affection avec le rachitisme, question que nous venons d'effleurer.

Une autre objection a encore été présentée au professeur allemand par Fischl qui constate que le laryngospasme offre son maximum de fréquence en mars, celui de la tétanie se montrant au contraire en février et celui du rachitisme en avril. Et le diagramme que donne Fischl (1) n'est point sujet à erreur, puisque, fait à Prague, il coïncide à peu près exactement avec ceux de Cassel (Vienne) et de Loos (Berlin), faits dans des villes relativement éloignées, dans des conditions toutes différentes, et avec un matériel d'observation loin d'être identique dans les trois cas. Si la dépendance du spasme glottique envers la tétanie était aussi formelle que le veut Escherich, n'y aurait-il pas une concordance beaucoup plus étroite entre les maxima de fréquence de ces affections?

(1) R. Fischl : *Loc. cit.*

Telle est l'une des objections faites par Fischl. Sans vouloir en aucune façon lui retirer sa valeur, nous avouerons cependant que nous trouvons trop faibles les écarts dans les maxima pour y voir un argument sérieux.

Il a encore présenté l'objection suivante. N'est-il pas fréquent de voir s'ajouter à des symptômes de tétanie, manifeste ou latente, d'autres symptômes variables, de nature convulsive, comme divers accidents épileptiques par exemple ? Dans ces conditions Fischl admet que les crampes, si fréquentes chez les enfants quelle que soit d'ailleurs leur nature, le laryngospasme et la tétanie surtout, ne sont que des degrés d'intensité croissante d'un même processus pathologique « déterminé par une hyperexcitabilité particulière du système nerveux, central ou périphérique ; hyperexcitabilité que l'on peut rapporter à certaines influences, locales, individuelles, climatériques, et peut-être infectieuses ». En effet, c'est là un fait absolument indéniable, beaucoup de cas de laryngospasme (54 p. 100 selon lui) présentent des troubles digestifs. L'on connaît d'ailleurs l'importance de ceux-ci dans les convulsions du jeune âge. La plus grande fréquence de l'affection dans les classes pauvres ne semble-t-elle pas un bon argument en faveur de cette manière de voir ; ainsi qu'en faveur de celle de Cassel, qui invoque le froid, l'agglomération dans des appartements étroits privés de lumière, et la viciation de l'air qui en résulte ?

Un autre argument contre la théorie d'Escherich est l'aptitude toute particulière de l'enfant à prendre du laryngospasme. La moindre affection pulmonaire, en effet, peut chez lui se compliquer de cette façon, et cette complication est fréquente, d'autant plus fréquente que l'enfant est plus jeune, tandis que chez l'adulte, ce laryngospasme qu'on peut appeler symptomatique est très rare.

Enfin, contre la thèse d'Escherich, nous invoquerons sa façon même de procéder. Alors que les auteurs français n'admettent le diagnostic de tétanie que si l'affection est bien nette et bien caractérisée, les auteurs allemands, et lui tout le premier, comprennent sous cette rubrique une série de cas mal définis. Qu'il apparaisse chez un malade un état convulsif dont ils ne se rendent pas bien compte quant à son origine, tel qu'une légère convulsion des extrémités, crampe, ou surtout laryngospasme, ils le placent immédiatement sous cette étiquette. La meilleure preuve en est fournie par les lignes empruntées à Fischl que nous venons de citer à la page précédente. Dans ces conditions, nous ne nous étonnerons que d'une chose, c'est que la proportion donnée par les statistiques d'Escherich ne soit pas plus forte encore.

Notre conclusion sur les rapports du laryngospasme et de la tétanie ne sera cependant pas celle de Baginski qui, sous prétexte qu'il y a des cas de tétanie sans laryngospasme, et *vice versa*, les considère comme absolument indépendants l'un de l'autre, sans autre lien qu'une coïncidence fortuite. Nous dirons au contraire, avec M. le professeur Weill, que vraisemblablement, dans les pays où on observe, comme en Allemagne, en Autriche, en Angleterre, beaucoup de tétanies et de spasmes de la glotte, les deux affections se confondent souvent ; en admettant d'ailleurs, avec Comby et Ranke (de Munich) que la fréquence des accidents convulsifs varie avec les pays (Oddo). « Assurément la tétanie classique se complique parfois de laryngospasme ; mais on ne peut nier non plus que cette affection se montre indépendamment de la tétanie ; c'est ce qui ressort de la plupart des travaux français et de mes propres travaux. » (Weill.) Et en effet, sur les 10 observations de tétanie que nous avons trouvées dans les 5.000 observations que M. le professeur Weill a eu l'amabilité de mettre à notre disposition, nous n'avons trouvé qu'une fois le spasme glottique, et encore n'était-il que de faible intensité.

Il existe assurément bien d'autres causes du spasme de la glotte dit « essentiel », que nous passerons sous silence. Cependant il en est une qui n'a pas été signalée comme elle le mérite. Nous voulons parler des végétations adénoïdes du pharynx nasal, auxquelle personne jusqu'ici, ou à peu près, n'a prêté attention, et qui ont avec le spasme glottique des rapports de cause à effet extrêmement importants ainsi que nous allons tenter de le prouver dans le chapitre suivant.

Les végétations adénoïdes et le spasme glottique.

Les végétations adénoïdes du pharynx nasal ne sont autre chose qu'une angine chronique dont le siège est le tissu lymphoïde placé à la partie supérieure de l'anneau lymphatique décrit par Waldeyer dans l'arrière-cavité buccale, et plus particulièrement l'amygdale de Luschka.

L'effet immédiat de cette angine est de déterminer une hypertrophie parfois énorme de cet amas folliculaire, étalé sur la voûte pharyngée, qui s'étend d'un orifice à l'autre des trompes d'Eustache, auquel il envoie d'ailleurs un prolongement latéral connu sous le nom d'amygdale tubaire. Ces végétations adénoïdes se trouvent donc placées exactement en regard de l'orifice postérieur des fosses nasales, des choanes.

Les végétations adénoïdes peuvent s'observer depuis la naissance jusqu'à l'âge adulte. Ruault (1) estime que c'est de trois à six ans qu'elles sont le plus fréquentes.

(1) Ruault : In *Traité de médecine Charcot, Bouchard*, etc., t. IV, 2e édit., p. 121.

D'Espine et Picot (1) pensent au contraire que le maximum de fréquence a lieu vers sept à huit ans, et d'après ces auteurs, il est fort rare de les rencontrer avant quatre ans. Cette affection n'est point si rare chez les tout jeunes enfants que le croient ces auteurs. Elle est même assez fréquente chez le nourrisson, témoin cette statistique de Chaumier (2), qui sur 232 cas en a observé 26 dans la première année :

Age :	Nombre de cas :
6 semaines	1 cas
2 mois	1 —
4 —	3 —
5 —	4 —
6 —	5 —
7 —	1 —
8 —	4 —
9 —	1 —
11 —	1 —
12 —	2 —

Lubet-Barbon en a encore publié trois observations concernant des enfants dont l'âge variait entre trois et six mois.

Les végétations adénoïdes disparaissent au moment où apparaît l'adolescence. Et bien que Ruault ait trouvé un cas où le sujet avait quarante-sept ans, et Gouguenheim un autre où il avait soixante-cinq ans, la règle est de les voir disparaître après quatorze

(1) D'Espine et Picot : *Loc. cit.*

(2) Chaumier : Mémoire présenté à l'Académie de médecine (cité dans le rapport d'Ollivier), *Revue mensuelle des maladies de l'enfance*, 1891, p. 174.

ans. Cette disparition s'explique soit par l'atrophie de l'amygdale pharyngienne à cet âge, soit par l'élargissement de la cavité naso-pharyngienne qui se produit également à cette époque de la vie (D'Espine et Picot).

On a décrit deux formes à l'hypertrophie de l'amygdale pharyngée, l'une diffuse, particulière aux adultes, l'autre circonscrite, plus spéciale à l'enfance, et qui seule nous intéresse. Dans cette forme, l'amygdale se développe de haut en bas, occupant toujours le même point d'implantation sur la ligne médiane du pharynx nasal, au contraire de l'amygdale palatine, dont l'hypertrophie est toujours latérale. Elle trouve devant elle le cavum pharyngien, libre et béant, et flotte librement à son intérieur « poussant les végétations, qui lui donnent l'aspect lobé » (1).

Dans cette seconde forme, il est possible de distinguer deux cas : l'un, le plus fréquent, où les végétations adénoïdes sont grosses, presque oblitérantes ; l'autre, au contraire, où elles sont petites, lobulées, et n'amènent pour ainsi dire pas de phénomènes de compression.

Le premier cas sera, dès l'abord du malade, assez facile à différencier du second par ses symptômes assez particuliers. On trouvera en effet des phénomènes d'obstruction portant sur la respiration nasale, sur la ventilation de l'oreille par la trompe d'Eustache, sur le renforcement des sons laryngés par la cavité nasale, se traduisant par du ronflement la

(1) E. Weill : *Précis de médecine infantile*, 1re édit., p. 271.

nuit (obs. I), de la dyspnée paroxystique, par ce fait que l'enfant garde généralement sa bouche ouverte, par des troubles variables de l'audition, par la faiblesse et le ton sourd de la voix. On trouvera encore fréquemment des phénomènes inflammatoires dont les végétations adénoïdes sont l'origine, qui sont propagés au nez (coryza p. ex.), aux oreilles, au larynx, ou aux bronches, et même aux poumons ; ce qui fait qu'au point de vue des respirations possibles l'adénoïdien peut être comparé à un trachéotomisé (Weill).

Le deuxième cas, celui où les végétations sont petites, non oblitérantes, sera caractérisé d'une part par le peu d'intensité ou l'absence même des signes précédents, d'autre part, par l'intensité fréquente de symptômes à distance (qu'on peut *a fortiori* trouver dans le premier cas), revêtant généralement la forme de réflexes protéiformes, qui semblent parfois fort éloignés, égarant souvent le diagnostic plus qu'ils ne l'aident. Parmi ces phénomènes nerveux, on remarque une toux quinteuse, nocturne, périodique, se reproduisant aux mêmes heures, diminuant le jour ; des accès d'asthme, de l'agitation, du somnambulisme, des terreurs nocturnes. Quelquefois même, on a signalé de l'épilepsie, des convulsions, de l'incontinence urinaire. Ces phénomènes sont dus soit à des actions réflexes, soit à un commencement d'asphyxie, soit à des sécrétions excitant le pharynx et la glotte (Weill).

C'est parmi ces phénomènes nerveux à distance que vient se placer le spasme de la glotte, qui n'est le plus souvent qu'une simple complication des végétations adénoïdes du nasopharynx citées précédemment.

De plus, chez le nourrisson, et c'est précisément cet âge de la vie qui nous intéresse, les phénomènes d'oblitération sont souvent plus marqués, l'alimentation et la tétée sont fort gênées, et il peut en résulter une sorte d'athrepsie.

M. le professeur Weill, dans un article encore sous presse, consacré au spasme glottique, constate que « les végétations adénoïdes donnent lieu à des phénomènes de laryngisme bien connus. Chez le nourrisson, dit-il, elles déterminent la nuit du ronflement, de l'agitation, et des réveils avec suffocation. Le jour, les accès de laryngisme se produisent à l'occasion de la tétée, qui est, par ce fait, souvent interrompue. Ce sont là les formes apparentes de l'adénoïdisme pharyngé. Mais il existe aussi des cas, et la plupart des spasmes que j'ai observés rentrent dans cette catégorie, où la seule manifestation observée est le spasme du larynx, sans ronflement, sans signes d'obstruction nasale. Il s'agit de petites végétations qui ne sont pas oblitérantes. »

Et ces végétations adénoïdes sont tellement fréquentes chez le nourrisson (quoi qu'en pensent certains auteurs, malgré la statistique de Chaumier), que lorsqu'à la clinique des maladies des enfants, se présente un enfant atteint de spasme glottique sans concomitance d'autre affection de l'appareil respiratoire, c'est-à-dire atteint de spasme dit « idiopathique », M. le professeur Weill, depuis plusieurs années, explore systématiquement son cavum pharyngien, et à chaque fois, la pince de Ruault ramène quelques débris adénoïdiens.

Il suffit généralement de quelques séances opératoires pour obtenir la guérison de l'enfant, ainsi qu'en témoignent un certain nombre des observations qui vont suivre.

OBSERVATION I

Due à l'obligeance de M. le professeur Weill.

Laryngospasme dû à la présence de végétations adénoïdes.

Victor D..., âgé de sept mois, né à Lyon, entre le 13 avril 1900 à la Crèche Saint-Ferdinand, lit n° 9.

Ses parents ont toujours été bien portants. Ni frères ni sœurs. Né à terme, l'enfant a été nourri par sa mère jusqu'à l'âge de sept mois, c'est-à-dire jusqu'à ces jours derniers. Depuis, lait coupé avec de l'eau pure, eau d'orge, etc..

L'enfant est sujet depuis un mois ou deux à des accès de suffocation dont la durée varie d'une heure à deux heures. Il aurait eu une bronchite, il y a un mois. Depuis deux ou trois jours, les accès de suffocation sont revenus. Un médecin consulté, ne trouvant pas de symptômes pulmonaires susceptibles d'expliquer ces accès, envoie l'enfant à l'hôpital de la Charité avec le diagnostic d'œdème de la glotte.

A l'entrée, on est en présence d'un enfant de belle corpulence, fort pour son âge, et bien conformé.

Il y a de la dyspnée, pas d'accélération des mouvements respiratoires, mais la respiration est difficile et bruyante, la voix n'est nullement voilée. L'inspection ne montre pas de tirage sus et sous-sternal. On ne sent rien d'anormal à l'exploration digitale de l'orifice supérieur du larynx et des parois du pharynx. La palpation et la percussion n'indiquent rien. L'auscultation indique seulement quelques râles de bronchite.

M. le professeur Weill pense immédiatement à des végétations adénoïdes, et avec la pince de Ruault fait l'ablation de quelques fragments situés sur la paroi supérieure du pharynx. L'enfant prend alors une crise convulsive, immédiatement on cesse la petite opération.

La crise ne dure que quelques minutes, et l'enfant s'endort aussitôt tranquillement. Il respire beaucoup plus librement par le nez qu'avant l'ablation des végétations, dit sa mère.

Il sort le 22 avril suivant, semblant guéri, n'ayant eu aucune crise depuis l'opération.

Il rentre le 22 mai de la même année. Les crises sont revenues quelques jours après sa sortie, se montrent presque exclusivement la nuit, et deviennent très fortes et très longues.

23 mai. — Constatation de nouvelles végétations adénoïdes, intervention immédiate, incomplète cependant par crainte de provoquer une crise. On ne retire que deux ou trois fragments.

Aucune crise pendant les deux jours qui suivent.

28 mai. — Crises revenues, durant deux ou trois heures la nuit, à partir de minuit généralement. Dans la journée, respitoujours une toux sèche, quinteuse, on lui enlève encore trois fragments gros comme des pois.

29 mai. — Pas de crise cette nuit, l'enfant ne ronfle pas en dormant.

4 juin. — Les accès de suffocation ont diminué, l'enfant a toujours une toux sèche, quinteuse, on lui enlève encore trois fragments.

9 juin. — Les quintes de toux sont devenues beaucoup plus rares. L'enfant ronfle beaucoup moins.

Il n'a plus eu aucun accès.

Sorti le 10 juin.

OBSERVATION II

Due à l'obligeance de M le professeur Weill.

Laryngospasme, végétations adénoïdes, mort dans un accès. — Sarcome d'une capsule surrénale

Claude P..., âgé de sept mois, né à Roanne, entre le 30 mars 1901 à la crèche Saint-Ferdinand, où il est placé au lit n° 9.

Ses parents sont bien portants, sa mère est un peu nerveuse.

Il est leur premier enfant. La mère n'a fait aucune fausse couche. Il est né à terme, l'accouchement a été normal, sans aucune particularité. Pesait quatre kilos à la naissance.

Il a été nourri au sein pendant quatre mois, puis il a été élevé par une nourrice, au lait de vache bouilli. L'enfant a prospéré pendant quatre mois. Il est, au dire de son entourage, très méchant. Depuis trois mois il prend des crises de suffocation, au nombre de vingt à trente par jour, et qui durent une demi-minute en moyenne.Au commencement de mars il a eu une crise de convulsions généralisées, qui a duré vingt minutes, qui fut consécutive à un accès de suffocation. Tousse beaucoup depuis huit jours, a eu du coryza. La semaine dernière, il aurait eu jusqu'à 40° de température pendant plusieurs jours.

Depuis l'entrée on a constaté quelques arrêts respiratoires suivis d'une respiration sonore. Les pauses ne durent qu'une dizaine de secondes et l'enfant ne devient pas bleu. Il transpire abondamment.

Coryza purulent, surtout à la narine droite. Dans les mouvements de déglutition, une partie du lait est rejetée par le nez. Légère dyspnée, toux plus fréquente.

Aux deux poumons les vibrations et la sonorité sont normales. Ronchus et sibilances de bronchite généralisée, plus marqués à droite. A la base du même côté on perçoit également quelques râles muqueux fins.

Pas de vomissements, pas de diarrhée. Rate et foie normaux.

Température : 39°.

Légère rougeur du dos et des fesses, avec desquamation épidermique.

Urines sans albumine.

1er avril. — T. : 38°. Huit accès de laryngospasme pendant la nuit. Pas d'apnée. Cornage aigu suivi de pleurs.

On enlève une végétation du cavum pharyngien avec la pince de Ruault.

2 avril. — L'enfant a eu deux crises dans la journée d'hier et cinq cette nuit. Il tousse beaucoup. Son nez ne coule plus.

9 avril. — Dans la nuit, accès de suffocation plus accusé que les précédents. Tubage. Mort deux heures après.

A l'autopsie. — On trouve deux ou trois plaques de Peyer congestionnées.

Le foie présente quelques taches jaunes. Les reins et la rate sont sains. Rien au cerveau.

Aux poumons, bronchite légère, congestion étendue des bases, pas de broncho-pneumonie.

On n'a pu enlever le larynx ni étudier l'arrière-cavité des fosses nasales, les parents étant intervenus à ce moment.

Une petite tumeur d'apparence sarcomateuse sur une des capsules surrénales.

On trouve du pus dans les deux caisses du tympan.

OBSERVATION III

Due à l'obligeance de M. le professeur Weill.

Crises de laryngospasme probablement sous la dépendance de végétations adénoïdes. — Pyodermite du cuir chevelu. — Mort avec signe d'hydrocéphalie.

Marius R..., âgé de neuf mois, né à Villefranche-sur-Rhône, entré le 19 mars 1901 à la crèche Saint-Ferdinand, au lit n° 16.

Ses parents sont bien portants. Sa mère est un peu nerveuse

sans cependant avoir jamais pris aucune crise. N'a jamais eu de fausse couche.

C'est le premier enfant. Né à terme, l'accouchement a été normal. Nourri pendant huit jours au sein, puis au lait bouilli, ou au lait stérilisé, coupé avec de l'eau.

A cinq mois, a eu une gastro-entérite, traduite par des vomissements et de la diarrhée. Guérison au bout d'un mois. Depuis ce temps, il est très constipé.

L'enfant a toujours été nerveux ; il n'a jamais pris de convulsions, mais s'énerve, crie longtemps. Il se portait bien depuis la fin de sa diarrhée. La mère l'amène pour ce qu'elle appelle des crises de suffocation. La première se produisit il y a trois mois, mais moins grave qu'à présent ; depuis il prit de nouvelles crises tous les cinq à six jours. Il y a trois semaines elles augmentèrent de fréquence, et surtout depuis huit jours ; elles se produisent toutes les dix minutes, surtout provoquées par le décubitus dorsal. Leur durée est variable ; mais actuellement la respiration se suspend parfois complètement, ce qui ne s'était jamais produit jusqu'à il y a huit jours environ. Depuis ce temps ses yeux se convulsent au moment de la crise.

Dans l'intervalle de ces crises l'enfant est très gai.

Depuis l'entrée il a pris de nouveaux accès assez nombreux, trois pendant la journée, trois pendant la nuit. Au début de l'accès, ses yeux se convulsent en dedans, assez légèrement toutefois. Puis l'enfant reste quelques secondes sans respirer. A cette période d'apnée, succèdent une ou plusieurs inspirations bruyantes, « aboyantes », les crises surviennent spontanément ; il est difficile de les éveiller artificiellement.

L'enfant est un peu oppressé, R = 52, tousse un peu, la respiration affecte fréquemment le type inverse. Rien aux poumons.

Rien au cœur.

Le foie déborde légèrement les fausses côtes.

La rate dépasse ses limites normales de deux travers de doigt.

Pas de troubles gastro-intestinaux.

Pas d'érythème des fesses.

Pas de convulsions, pas d'albumine dans l'urine.

La respiration nasale est un peu bruyante ; et semble gênée.

On constate dans le naso-pharynx des végétations adénoïdes assez développées.

20 mars. — On enlève les végétations à l'aide de la pince spéciale, ce qui nécessite cinq ou six applications. Pas d'accidents convulsifs après l'opération.

25 mars. — Depuis la première ablation des végétations, les crises semblent moins longues. Nouvelle séance d'ablation des végétations.

29 mars. — Depuis la dernière intervention, les crises sont presque complètement disparues et se bornent à un ou deux cris. A ce moment la tête augmente de volume, présentant les dimensions suivantes :

Diamètre bi-auriculaire, 27 centimètres

Diamètre ant.-postérieur, 33 centimètres.

21 avril. — Depuis trois jours la température monte, l'oreille droite suppure. Hier trois crises de laryngospasme.

Actuellement l'enfant présente un capitonnage de l'occiput, de la nuque et des épaules par une douzaine d'abcès, les uns guéris sous forme de croûtes, les autres en pleine activité. Leurs dimensions varient depuis celles d'une lentille jusqu'à celles d'une amande. Râles de bronchite diffus.

23 avril. — La température est à 40°. La tête a considérablement grossi, elle présente actuellement les dimensions suivantes :

Diamètre bi-auriculaire, 30 centimètres.

Diamètre ant.-postérieur, 33 centimètres.

25 avril. — La température continue et reste au-dessus de 40°. R = 40, type inverse. Tirage énorme sus et surtout sous-sternal. Toujours rien de net aux poumons, que des râles de bronchite.

26 avril. — Asphyxie progressive, suivie de mort sans convulsions.

Plusieurs fois, en outre, M. le professeur Weill eut l'occasion de voir des nourrissons atteints de spasme de la glotte. Aucune autre affection ne pouvait être mise en cause. Immédiatement il songeait à l'existence probable de végétations adénoïdes : et, en effet, l'exploration du naso-pharynx à la pince de Ruault en ramena des débris. Dans tous ces cas, il avait été en présence de petites végétations non oblitérantes, qui pendaient en quelque sorte dans le cavum pharyngien. Une ou deux séances opératoires suffirent dans tous ces cas pour faire disparaître tout accident laryngé.

Reste maintenant à déterminer pourquoi cette cause si importante du spasme glottique a jusqu'ici, si peu attiré l'attention ? Sans doute parce que les végétations adénoïdes qui produisent le laryngospasme ne sont point de grosses végétations, des végétations oblitérantes. Elles sont, au contraire, comme l'ont montré les observations précédentes, généralement pédiculées, de la grosseur d'un pois, ou moins, et flottent librement dans le cavum pharyngien, ne produisant le spasme que par l'excitation du réflexe qu'elles produisent mécaniquement. Leur petitesse et le fait qu'elles ne sont pas oblitérantes les masquent à l'observateur qui, pour les trouver, est obligé de les rechercher systématiquement. Quelles raisons, en effet, semble-t-on avoir de faire le toucher pharyngien à un enfant qui ne présente pas le facies adénoïdien (qui manque d'ailleurs chez le nourrisson, dont le développement de la face n'a pas encore eu le temps de se modifier), ni aucune des déformations caractéristiques, ni aucune des autres conséquences de cette affection, à part celle qui nous l'amène ? Il est certain que si cette étiologie avait été recherchée systématiquement par les observateurs dans tous les cas similaires, on l'eût trouvée un nombre considérable de fois, peut-être même toujours,

Malheureusement pour rechercher les végétations adénoïdes chez le nourrisson, le toucher naso-pharyngien, la rhinoscopie antérieure, et surtout la rhinoscopie postérieure, ne sont pas applicables chez les jeunes enfants. En effet, on éprouverait une difficulté énorme pour faire pénétrer un doigt dans la bouche trop petite du nourrisson et pour franchir la sangle postérieure trop étroite ; le petit doigt seul pourrait y arriver, or il est malhabile. D'ailleurs ce toucher est déjà difficile chez l'adulte. La rhinoscopie postérieure, relativement facile chez ce dernier, qui peut vaincre ou du moins atténuer la défense de ses réflexes, est impraticable au-dessous de six à sept ans, en raison de cette même défense. De plus elle ne renseigne qu'insuffisamment sur le volume des végétations qui sont généralement montrées trop petites. Aussi, pour faire le diagnostic chez le nourrisson, est-il plus simple et plus facile d'introduire d'emblée la pince dans le pharynx nasal, pince qui ramènera tout ou partie du corps du délit, ce qui constituera à la fois le diagnostic et le traitement.

Quant à la façon dont agissent les végétations adénoïdes pour déterminer le spasme, on peut l'expliquer de plusieurs façons. D'abord ces végétations peuvent produire, par un effleurement de la muqueuse, une excitation mécanique des rameaux terminaux du laryngé supérieur ou du récurrent. Enfin la compression de ces mêmes rameaux, si elle est légère, comme dans notre cas, peut amener des contractions toniques et cloniques des cordes vocales correspondantes, dont le laryngospasme sera le résultat.

CONCLUSIONS

Le spasme de la glotte « essentiel » doit être considéré comme un symptôme relevant de différents facteurs.

Parmi ceux-ci, les végétations adénoïdes du pharynx nasal chez le nourrisson peuvent déterminer un spasme de la glotte, rappelant par son apparence le spasme dit essentiel.

Le diagnostic se fait en même temps que le traitement par l'ablation avec les pinces.

INDEX BIBLIOGRAPHIQUE

ABERCROMBIE (J.). — Tetanie in young children.

BAGINSKI. — Ueber Tetanie bei Sauglingen, *Arch. für Kinderheilkunde*, 1860.

CASSEL. — *Société de médecine interne de Berlin.*

COMBY. — *Société médicale des Hôpitaux de Paris.*

ELSAESSER. — Der weiche Hinterkopf, 1843.

ESCAT. — Maladies du pharynx, Paris, 1901.

ESCHERICH. — Art. Tétanie, in Traité des maladies de l'enfance (GRANCHER, MARFAN, etc.).

— Idiopathische Tetanie im Kindesalter, *Wien. klin. Woch.*, 1890.

D'ESPINE ET PICOT. — Manuel des maladies de l'enfance.

R. FISCHL. — Tetanie, Laryngospasmus und ihre Beziehungen zur Rachitis, *Deut. med. Woch.*, 1897.

FONTAN. — Cranio-malacie et laryngospasme, thèse de Toulouse, 1898-1899.

GAY. — Laryngismus, *Brain*, 1890.

GOODHART. — Dieseases of Children.

HÉRARD. — Thèse de Paris, 1847.

HIPPOCRATE. — Fæsii Francof., 1621.

HOOD. — On scarlet fever and crowing inspiration.

HUGHLING JACKSON. — Reynold's system of Medecine.

— *Brain*, 1886.

JOLY. — Des accidents laryngés et particulièrement de la sténose glottique dans l'adénopathie trachéo-bronchique, thèse de Paris, 1895-1896.

KASSOWITZ. — Ueber Stimmritzenkrampf und Tetanie im Kindesalter, *Wien. med. Woch.*, 1893.

LENNOX-BROWNE. — Traité des maladies du larynx.

LERMOYEZ. — Thérapeutique des maladies des fosses nasales.

LEY. — An essay on Laryngismus, London, 1836.

J. LOOS. — Die Tetanie der Kinder und ihre Beziehungen zum Laryngospasmus, Leipsig, 1892.

MARFAN. — Art. Laryngospasme essentiel, in Traité des maladies de l'enfance (GRANCHER, MARFAN, etc.).

MARSHALL HALL. — Diseases and derangements of the nervous system.

ODDO. — La Tetanie chez l'enfant, *Rev. de méd.*, 1896.

REHN. — Die Theorie über die Entstehung des Stimmritzenkrampf im Lichte des Heileffeites, *Berl. klin. Woch.*, 1896.

RILLIET ET BARTHEZ. — Traité des maladies des enfants.

RUAULT. — Traité de médecine (CHARCOT, BOUCHARD, etc.).

SALATHÉ. — Recherches sur le spasme essentiel de la glotte chez les enfants, *Arch. de médecine*, 1856, t. I.

STEFFEN. — Ziemssen's Handbook, vol. VII.

STURGES. — *Medical Times and Gazette*, 1885.

TROUSSEAU. — *Clin. méd. de l'Hôtel-Dieu de Paris.*

WEILL. — Précis de médecine infantile.

LYON
Imprimerie A. STORCK et Cie
Rue de la Méditerranée, 8

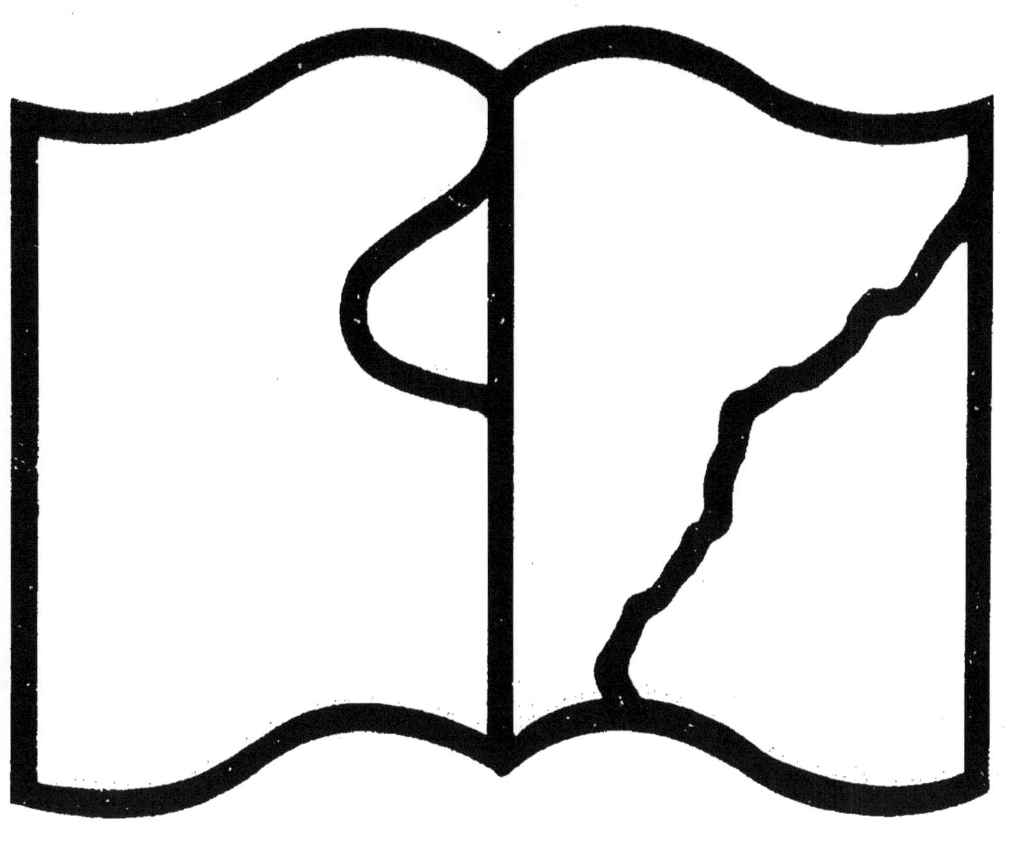

Texte détérioré — reliure défectueuse

NF Z 43-120-11

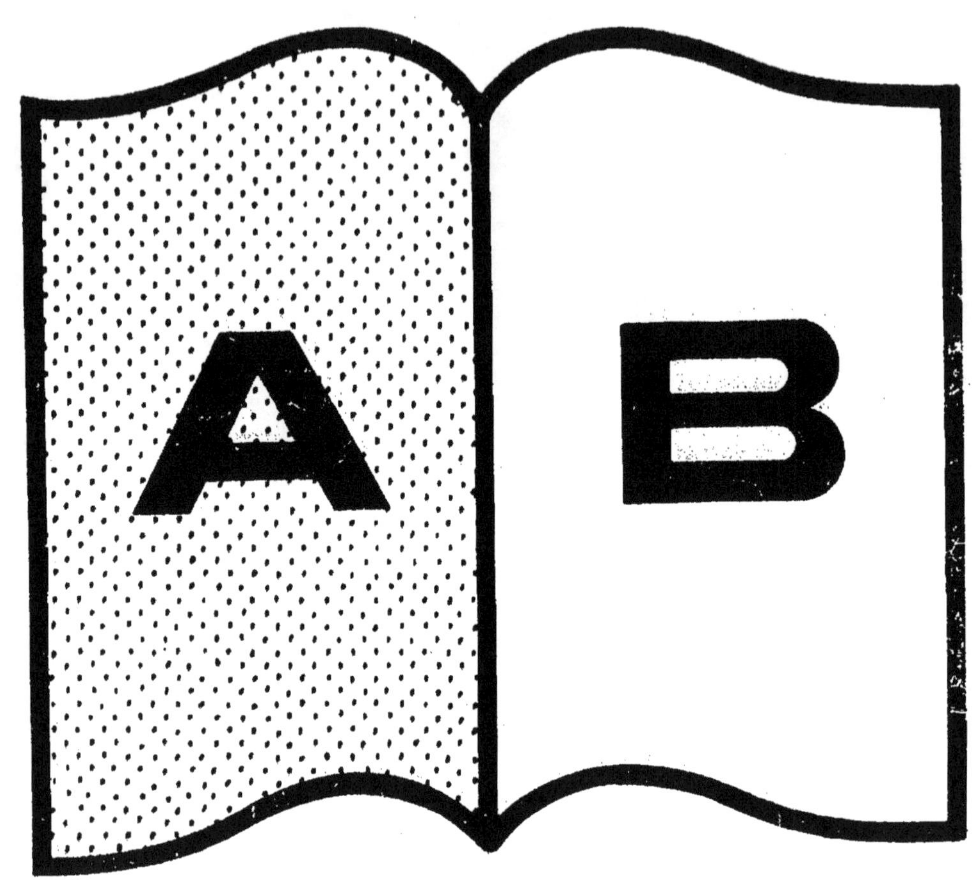

Contraste insuffisant

NF Z 43-120-14

www.ingramcontent.com/pod-product-compliance
Ingram Content Group UK Ltd.
Pitfield, Milton Keynes, MK11 3LW, UK
UKHW020423230726
13925UKWH00004B/1573

9 782013 582247